Mohammed A. Al-Wesabi
Manal Al-Hajri

Lesões da língua e respectivos factores de risco em pacientes iemenitas

Mohammed A. Al-Wesabi
Manal Al-Hajri

Lesões da língua e respectivos factores de risco em pacientes iemenitas

ScienciaScripts

Imprint
Any brand names and product names mentioned in this book are subject to trademark, brand or patent protection and are trademarks or registered trademarks of their respective holders. The use of brand names, product names, common names, trade names, product descriptions etc. even without a particular marking in this work is in no way to be construed to mean that such names may be regarded as unrestricted in respect of trademark and brand protection legislation and could thus be used by anyone.

Cover image: www.ingimage.com

This book is a translation from the original published under ISBN 978-620-2-00413-8.

Publisher:
Sciencia Scripts
is a trademark of
Dodo Books Indian Ocean Ltd. and OmniScriptum S.R.L publishing group

120 High Road, East Finchley, London, N2 9ED, United Kingdom
Str. Armeneasca 28/1, office 1, Chisinau MD-2012, Republic of Moldova, Europe
Printed at: see last page
ISBN: 978-620-7-62484-3

Índice

Agradecimentos

Em primeiro lugar, gostaria de expressar os meus agradecimentos a ALLAH, que me deu força, paciência e orientação ao longo da minha vida, e gostaria de expressar os meus agradecimentos especiais e a minha gratidão à minha supervisora, a professora assistente Dra. Manal Al-Hajri, pela sua paciência e pelo seu apoio excecional ao longo do estudo. Estou grato a todos os elementos da Faculdade de Medicina Dentária da UST pela sua ajuda, em especial ao Professor Associado Dr. Khaled Al-Jawfi, Diretor da Faculdade e ao Dr. Ali Almuanen, Chefe do Departamento de Ciências Biológicas e Preventivas, e ao Dr. Abdulwahab Al-Dilami, responsável pela Unidade de Estudos de Pós-Graduação e Investigação Científica. O nosso apreço é extensivo a todos os participantes que aceitaram ser incluídos neste estudo.

Dedicação

À minha mãe, Karima, ao meu pai, Ali

À minha mulher, Dra. Saba Alsanaani, aos nossos filhos Elias e Aiman

Aos meus professores, colegas...

A todos eles apresento este trabalho

Resumo

INTRODUÇÃO

A língua humana é considerada um órgão altamente complexo e muscular, anatomicamente localizado na orofaringe, sendo considerado o órgão muscular mais forte do corpo, com uma inervação extremamente densa e complexa.

O diagnóstico da língua ajuda consideravelmente a diagnosticar o estado de saúde subjacente do paciente, especialmente nos casos de doenças crónicas. Tem sido considerado um bom indicador de doenças sistémicas. Os dados de base sobre as lesões da língua são importantes para o planeamento da saúde oral e para os programas educativos e são de importância clínica e terapêutica para os prestadores de cuidados de saúde oral/dentários. As lesões da língua têm sido estudadas em todo o mundo porque a língua é um indicador importante da saúde oral e geral. No Iémen, o nível de sensibilização da população para a saúde oral é baixo e muitos hábitos sociais são comuns entre homens, mulheres, jovens e adultos. Por isso, este é o primeiro estudo em pacientes iemenitas de ambulatório dentário que avalia a prevalência e a associação de lesões da língua com os respectivos factores de risco entre os pacientes iemenitas de ambulatório dentário e tem como objetivo avaliar a prevalência de lesões da língua em pacientes iemenitas e determinar os factores de risco associados.

SUJEITOS E MÉTODOS:

Este estudo utilizou um desenho de estudo transversal. Foram incluídos todos os pacientes atendidos nas policlínicas odontológicas da UST, de ambos os sexos e de todas as faixas etárias, não havendo critérios de exclusão.

A folha de exame foi concebida e depois revista por um professor assistente de medicina oral, incluindo a informação relacionada com as características do indivíduo, hábitos tabágicos, hábito de mascar khat e história médica e dentária. As lesões da língua foram examinadas conforme definido na literatura. Todos os doentes foram examinados utilizando uma folha de exame separada, na cadeira de dentista e sob a luz da unidade dentária, tendo o exame sido efectuado por um único examinador, especialista em medicina oral, e a fiabilidade intra-examinador foi determinada. A dimensão mínima da amostra calculada foi de 418 (considerando P=5% para um nível de confiança de 95% e utilizando a calculadora de dimensão da amostra OpenEpi®), mas a amostra final estudada foi de 713 doentes.

RESULTADOS

A amostra do estudo é constituída por 713 pacientes de ambulatório de medicina dentária, (homens = 368 (51,6%); mulheres = 345 (48,4%). A idade variou de 4 a 85 anos (a idade média foi de 24,0 anos; DP = 16,0). A prevalência da mastigação do khat e do tabagismo foi maior no sexo masculino do que no feminino (64,9% vs. 32,8%, P < 0,001 para a mastigação do khat e 26,1% vs. 9,9%, P < 0,001 para o tabagismo). A prevalência de lesões na língua entre os participantes examinados foi de 76,5%. A taxa de prevalência foi de 83,4% para os homens e 69,2% para as mulheres (P < 0,001). A língua fissurada foi a condição mais comum, pois foi encontrada em 380 (53,3%) pacientes, enquanto a língua pilosa foi observada em 216 (30,3%) pacientes, a língua geográfica em 50 (7,0%) pacientes, a língua revestida em 93 (13,0%) pacientes, a língua atrófica (despapilada) em 20 (2,8%) pacientes. Outras lesões da língua foram observadas em apenas alguns doentes e vários doentes tinham mais do que uma lesão da língua

A idade de 36 anos ou mais (Odds Ratio (OR): .480, [95% Intervalo de Confiança (IC): 0,330,69], P<0,001) e a mastigação de khat (OR: 1,66, [95% IC: 1,20-2,30], P<0,05) foram significativamente relacionadas com a ocorrência de língua fissurada. Pelo contrário, o teste do qui-quadrado mostra que o género masculino e o tabagismo foram significativamente associados à ocorrência de língua fissurada, enquanto a análise de regressão logística não mostra uma associação significativa. A análise de regressão logística indicou que a idade mais avançada (OR: 1,744, [95% CI: 1,16-2,61], P<0,007), a mastigação de khat (OR: 2,970, [95% CI: 2,05-4,30], P<0,001), o tabagismo (OR: 1,660, [95% CI: 1,08-2,54], P<0,02) estavam associados à língua pilosa. A língua pilosa só foi significativamente associada à idade mais avançada (OR: .439, [95% CI: 27-.70], P<0.001), as razões de probabilidade ajustadas para a associação com o género, o tabagismo e a mastigação de khat não foram significativas.

CONCLUSÃO

A prevalência de lesões da língua nesta amostra da população iemenita foi elevada (76,5%). A língua fissurada e a língua pilosa foram as lesões mais prevalentes, e os factores de risco mais associados foram a mastigação de khat, o tabagismo, o sexo masculino e a idade avançada, que estiveram associados a muitas das lesões da língua. Os médicos de clínica geral devem enfatizar a importância do exame e da higiene da língua. Espera-se que os resultados deste estudo conduzam a trabalhos semelhantes a uma escala mais nacional no Iémen, que sirvam de base de dados para outros estudos que se debrucem sobre a condição sistémica dos doentes examinados e que permitam compreender melhor o papel das doenças sistémicas na prevalência das lesões da língua.

Lista de abreviaturas

UST	**University of Science and Technology**
CDC	**Center for Disease Control and prevention**
FT	**Fissured Tongue**
BHT	**Black Hairy Tongue**
GT	**Geographic Tongue**
MRG	**Median Rhomboid Glossitis**

Capítulo 1: Introdução

1.1 Introdução

A língua humana é considerada um órgão complexo altamente muscular, anatomicamente localizado na orofaringe, sendo considerada o órgão muscular mais forte do corpo, com uma inervação extremamente densa e complexa **(Cohen, 2013; Raman *et al.*, 2015; Sanders, 2010; Sunil, 2013)**. A língua é coberta por epitélio especializado e desempenha funções importantes, incluindo sensações gerais, paladar, fala, mastigação, deglutição, sucção e desempenha um papel no desenvolvimento da mandíbula **(Raman *et al.*, 2015)**.

A língua divide-se numa raiz, numa ponta, num dorso e numa superfície inferior (ventral). Os autores também descrevem a língua dividindo-a em língua oral (dois terços anteriores) e base da língua (terço posterior) pelas papilas circunvaladas, que é a linha em forma de V que se apresenta anteriormente ao forame cecum. A depressão rasa que representa um remanescente do desenvolvimento do ducto tireoglosso é denominada forame cecum. As principais referências dentárias subdividem a língua oral em quatro áreas: ápice, lados laterais, superfície dorsal e ventral (superfície inferior) **(Treister, 2009)**.

As papilas linguais são projecções da mucosa dorsal na superfície dorsal da parte anterior da língua. O epitélio que reveste a superfície dorsal é um epitélio escamoso estratificado não queratinizado na parte posterior e a parte anterior é revestida por um epitélio totalmente queratinizado. A mucosa da superfície dorsal está ligada diretamente aos músculos subjacentes, sem submucosa, e um tecido conjuntivo fibroso denso forma a lâmina própria, com abundantes vasos e nervos que irrigam as papilas **(Gray & Standring, 2008)**.

As papilas linguais são principalmente de quatro tipos: papilas filiformes, fungiformes, foliadas e circunvaladas. As papilas filiformes são as mais abundantes e cobrem a maior parte do dorso da língua, antes do sulco terminal. Aparecem como pequenas saliências cónicas constituídas por numerosas projecções semelhantes a fios, denominadas papilas secundárias, que rodeiam um corpo central. A função destas papilas é aumentar a fricção entre a língua e o alimento e mover as partículas durante a mastigação dentro da cavidade oral **(Gurvits *et al.*, 2014; Standring *et al.*, 2005).**

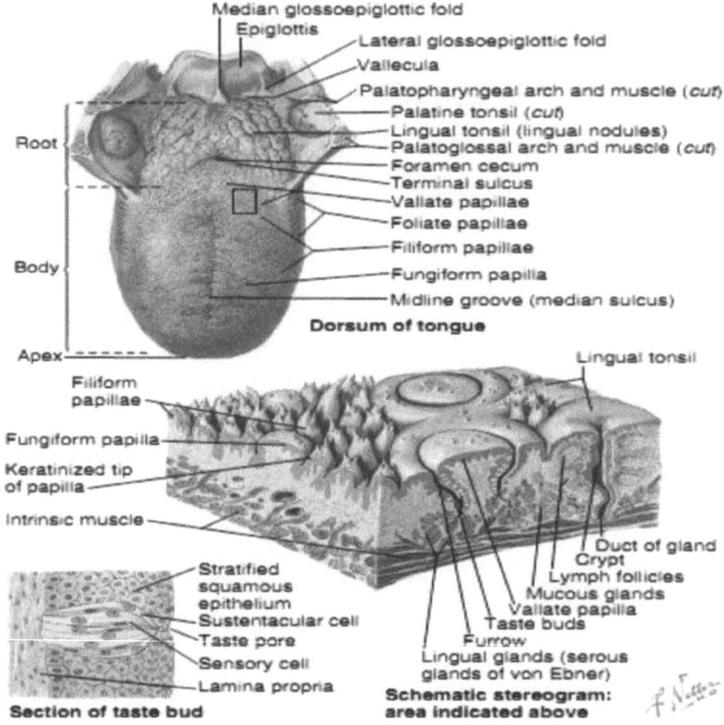

Figura 1.1: **Representação esquemática da distribuição e tipos de papilas linguais na sua superfície dorsal (Nanci, 2007)**

Uma vez que a língua é um órgão muscular, o nervo hipoglosso é o principal nervo que inerva os seus músculos, com pequenos ramos do plexo faríngeo. A sensação geral da língua é inervada por dois nervos cranianos. Os dois terços anteriores da língua são inervados pelo nervo trigêmeo através do ramo lingual da divisão mandibular, enquanto seu terço posterior é suprido pelo nervo glossofaríngeo **(Standring *et al.*, 2005)**. A sensação gustativa é inervada pelo nervo facial através da corda do tímpano nos dois terços anteriores e o terço posterior é suprido pelo nervo glossofaríngeo. O suprimento sanguíneo da língua é fornecido pela artéria lingual e seus ramos.

A língua é um órgão intra-oral com poder de locomoção que pode realizar um movimento rápido e preciso de acordo com a ordem voluntária de uma pessoa. De facto, as funções motoras da língua são geralmente preservadas mesmo em pessoas que sofrem uma lesão na medula espinal cervical **(Sasaki** *et al.*, 2016). Na Medicina Tradicional Chinesa (MTC), uma cor vermelha clara ou rosada com um revestimento branco fino indica uma língua normal **(Maciocia, 1987)**, sendo as alterações da língua relacionadas com estas características e outras características um dos sinais mais importantes em muitos distúrbios sistémicos **(Gurvits *et al.*, 2014; Raman *et al.*, 2015)**.

O processo de inspeção do diagnóstico da língua pode revelar muitas características do corpo da língua, bem como a sua cor, que é a caraterística mais importante **(Zhang *et al.*, 2013)**. Embora a língua seja considerada um órgão importante na cavidade oral, pouca informação é conhecida sobre o espetro e a prevalência de lesões linguais, particularmente em crianças e adolescentes **(Hsu *et al.*, 2015)**. Quaisquer alterações ou condições nos tecidos do ambiente oral também podem afetar a língua **(Santosh *et al.*, 2013; Sunil, 2013)**.

Além disso, existe um menor nível de sensibilização dos doentes para a condição da sua língua, o que pode explicar o facto de apenas alguns deles terem solicitado uma consulta médica/dentária **(Almelaih, 2011)**. Embora os médicos dentistas generalistas se deparem regularmente com essas lesões na língua na sua prática quotidiana, o conhecimento das lesões pode proporcionar aos médicos dentistas generalistas a compreensão do diagnóstico e do tratamento.

Infelizmente, sobre as lesões da mucosa oral no Iémen, foram realizados apenas alguns estudos, e a maioria deles incidia sobretudo sobre a associação entre lesões brancas e a mastigação de khat **(Al-Maweri *et al.*, 2014; Al-Sharabi *et al.*, 2004; Halboub *et al.*, 2009)**, e um deles explorou as lesões malignas orais entre os idosos no Iémen **(Al-Maweri *et al.*, 2015)**. Mas no Iémen não existe nenhum estudo anterior sobre a prevalência das lesões da língua e os factores de risco associados. Assim, o presente estudo é o primeiro que se concentra nas lesões da língua na população iemenita e nos factores de risco associados.

1.2 O problema de investigação

O problema da investigação é avaliar a prevalência de lesões da língua entre os pacientes dentários iemenitas e determinar os factores de risco associados a essas lesões.

1.3 A justificação do estudo

As lesões da língua têm sido estudadas em todo o mundo porque a língua é um indicador importante da saúde oral e geral. No Iémen, o nível de sensibilização da população para a saúde oral é baixo e muitos hábitos sociais são comuns entre homens, mulheres, jovens e adultos. Até à data, não havia nenhum estudo sobre a prevalência e os factores de risco das lesões da língua na população iemenita. Por isso, este é o primeiro estudo em pacientes iemenitas de ambulatório de medicina dentária que avalia a prevalência e a associação de lesões da língua com os respectivos factores de risco entre os pacientes iemenitas de medicina dentária, o que pode contribuir para o nosso corpo de conhecimentos neste importante domínio no que diz respeito à saúde geral e oral global.

Especialmente quando existe um nível mais baixo de sensibilização para as lesões da mucosa oral entre os estudantes de medicina dentária seniores, que são os futuros dentistas no Iémen (**Al-wesabi & Isa, 2015**).

1.4 Os objectivos do estudo

1.4.1 Objetivo principal

Avaliar a prevalência de lesões da língua em pacientes iemenitas e determinar os factores de risco associados.

1.4.2 Objectivos específicos

a) Avaliar a prevalência e os tipos de lesões da língua em pacientes iemenitas.

b) Identificar a associação entre a língua fissurada e os factores sociodemográficos (idade, sexo, mastigação de khat, tabagismo, etc.) entre os pacientes dentários iemenitas.

c) Identificar a associação entre a língua geográfica e os factores sociodemográficos (idade, sexo, mastigação de khat, tabagismo, etc.) entre os pacientes dentários iemenitas

d) Identificar a associação entre a língua pilosa e os factores sociodemográficos (idade, sexo, mastigação de khat, tabagismo, etc.) entre os pacientes dentários iemenitas.

e) Identificar a associação entre língua saburrosa e factores sociodemográficos (idade, sexo, mastigação de khat, tabagismo, etc.) entre pacientes dentários iemenitas.

f) Identificar a associação entre outras lesões da língua e factores sociodemográficos (idade, sexo, mastigação de khat, tabagismo, etc.) entre pacientes dentários iemenitas.

1.4.3 Hipótese

a) Existe uma elevada prevalência de lesões da língua na população iemenita em comparação com outras populações.

b) A mastigação de khat é o principal fator de risco associado a estas lesões.

c) As lesões da língua estão fortemente associadas à idade avançada e aos doentes do sexo masculino.

1.5 As questões de investigação

Qual é a prevalência de lesões na língua em pacientes iemenitas?

quais são os tipos de lesões da língua na população estudada?

Quais são os factores sócio-demográficos associados às lesões da língua na população estudada?

Capítulo 2: Revisão da literatura

Nas filosofias médicas, há várias décadas que se acredita que a língua é um indicador de saúde geral. Além disso, a língua é conhecida por ser um espelho e um barómetro da saúde oral e geral (**Mojarrad & Vaziri, 2008; Sudarshan *et al.*, 2015**). Por conseguinte, o diagnóstico precoce da língua pode ajudar na identificação e gestão de condições de saúde (**Santosh *et al.*, 2013**).

A base do diagnóstico da língua é que a língua reflecte o estado geral de saúde do indivíduo e existe uma relação entre os sistemas corporais e a topografia da língua (**Anastasi *et al.*, 2014**). O dorso e a superfície inferior da língua, através da observação minuciosa do seu revestimento e da sua qualidade, são utilizados para determinar o estado do doente, além de que o diagnóstico da língua é realizado através da observação da cor, da humidade, da forma e das características do revestimento na superfície. Muitos autores relataram uma correlação entre a forma e a cor da língua e o estado de saúde de um indivíduo. Além disso, verificou-se que a humidade da língua reflecte o metabolismo da água no corpo (**Nakaguchi *et al.*, 2015**).

O estado normal da língua muda consoante as estações do ano e o clima. No verão, a espessura do revestimento da língua é normalmente aumentada ou torna-se amarela como resultado do calor do verão. Assim, os médicos de clínica geral e os dentistas especializados devem estar conscientes destas alterações sazonais naturais como alterações normais e não como alterações patológicas.

As alterações na forma e no tamanho da língua também indicam o estado clínico do doente, por exemplo, o corpo da língua e a sua cor. Uma língua fina, pequena e de cor clara indica normalmente uma deficiência de sangue (**Kim *et al.*, 2008**). Esta condição pode ser frequentemente encontrada em indivíduos jovens com perturbações psicossomáticas (falta de apetite, insónia, esquecimento, nervosismo, palpitações, etc.) (**Schnorrenberger, 2005**).

Uma língua vermelha escura, fina e pequena corresponde a um sinal de uma doença grave, como a hipertensão arterial, a insónia e a diabetes (**Kirschbaum, 2000**). A língua com fissuras transversais e longitudinais, com fendas e sulcos, é designada por "língua fissurada". Se essa língua for também vermelho-escura, isso mostra geralmente a presença de uma abundância de calor (**Maciocia, 1987**), o que também se encontra em pacientes que sofrem de múltiplas perturbações do seu trato gastrointestinal e podem ter uma história de hepatite (**Schnorrenberger, 2005**).

A língua é o local mais comum para o carcinoma intra-oral, que representa cerca de metade de todos os casos na cavidade oral propriamente dita. O CDC (Centro de Controlo e Prevenção de Doenças) constatou que apenas 16% dos inquiridos referiram ter sido examinados pelos seus dentistas relativamente à sua língua (**Day, 2002**). Alguns estudos sugeriram que o acompanhamento e a gestão dos pacientes com lesões na língua, especialmente as pré-malignas, devem receber uma atenção especial distinta (**Castagnola *et al.*, 2011**).

Os médicos dentistas gerais são responsáveis por serem capazes de identificar e diferenciar várias lesões da mucosa oral que podem ser uma pista para doenças sistémicas daquelas que aparecem frequentemente sob forma benigna. O conhecimento suficiente da apresentação clínica de várias lesões orais pode salvar vidas em alguns casos, se for detectada precocemente e o paciente for encaminhado (**Byahatti & Ingafou, 2010**).

As lesões da língua constituem uma elevada proporção das lesões da mucosa oral, que constituem uma preocupação fundamental para a saúde oral e sistémica de um indivíduo, e a maioria destas lesões deve-se a factores etiológicos locais e são normalmente identificadas durante o exame dentário de rotina.

As lesões que afectam a língua são comuns (**Kumari *et al.*, 2013; Sunil, 2013**), ocorrem em todos os grupos etários e em ambos os sexos e a sua prevalência está a aumentar de ano para ano, o que pode dever-se à alteração dos hábitos de vida. Estas lesões variam entre distúrbios do desenvolvimento, infecções e malignidades; algumas lesões podem ser pistas para a doença sistémica subjacente (**Sunil, 2013**).

A maioria das lesões que ocorrem na língua cicatrizam rapidamente devido ao abundante fornecimento de sangue. As lesões persistentes devem ser biopsiadas para uma avaliação mais aprofundada, até se chegar a um diagnóstico adequado **(Sunil, 2013)**. Alguns autores classificaram as lesões da língua em: ferimentos (físicos, químicos e térmicos), infecções (bacterianas, virais, fúngicas), distúrbios do desenvolvimento (língua geográfica, língua pilosa, língua fissurada, glossite romboide mediana, macroglossia), deficiência nutricional, tumores pré-malignos, imunológicos e diversos **(Sunil, 2013)**. Estudos anteriores encontraram uma forte correlação entre idade, género, higiene oral e hábitos e lesões na língua **(Avcu & Kanli, 2003)**.

A língua fissurada (LT), também designada por língua escrotal, língua estriada e língua fissurada, é uma lesão benigna comum, de etiologia desconhecida e frequentemente encontrada em pessoas saudáveis **(Prasad, 2014; Zargari, 2006)**. Clinicamente, é vista como fissuras ou fendas orientadas horizontal e verticalmente no dorso da língua, envolvendo toda a superfície dorsal da língua, ou pode ocorrer em áreas separadas, muitas vezes com múltiplas fissuras ramificadas que se estendem lateralmente ou em todas as direcções **(Fuoad & Prasad, 2014; Zargari, 2006)**.

A FT é um achado incidental diagnosticado durante o exame intra-oral de rotina e é uma condição inofensiva; embora as fissuras profundas actuem como um reservatório para a acumulação microbiana e a retenção de resíduos alimentares, causando mau odor e glossite dolorosa **(Prasad, 2014)**.

A FT pode ser hereditária ou adquirida. A FT hereditária aparece de forma assintomática como alguns sulcos na superfície dorsal da língua **(Bruce & Rogers, 2003)**. A FT adquirida tem uma relação estatisticamente significativa entre a glossite migratória benigna (BMG) com a língua fissurada e a alergia **(Honarmand *et al.*, 2013)**.

Normalmente, a profundidade dos sulcos varia de dois a três milímetros e pode estender-se até 6 mm, Sudarshan *et al.*, foi fundada uma relação entre o padrão de fissuração e a história médica também o padrão de fissuração em pacientes foi correlacionado com a sua história médica **(Sudarshan *et al.*, 2015)**.

A frequência da FT adquirida aumenta com a idade e tem sido associada à psoríase, à acromegalia e às síndromes de Sjo'gren, Down e Melkerson-Rosenthal **(Zargari, 2006)**. A FT e a língua geográfica (LG) são consideradas as lesões orais mais comuns em pacientes com psoríase **(Picciani *et al.*, 2015; Singh, Nivash, & Mann, 2013)**. A manutenção da higiene da língua é o principal tratamento da FT, pelo que o doente tem de manter uma boa higiene oral, raspando e escovando a língua para reduzir os alimentos e os microrganismos, para além de outras medidas gerais, incluindo evitar o consumo de álcool, deixar de fumar e alimentos que irritam a mucosa da língua **(Dayal, 1998; Langlais & Miller, 2003)**.

A GT foi descrita pela primeira vez como erupção cutânea errante da língua por Rayer em 1831 **(Nandini *et al.*, 2016)**, GT também conhecida como glossite migratória benigna ou glossite areata migransis; um distúrbio inflamatório de causas desconhecidas, manifestado como uma perda de papilas filiformes em algumas áreas da superfície dorsal da língua. Clinicamente, trata-se de áreas eritematosas assintomáticas que são irregulares com linhas brancas bem demarcadas, dando à superfície dorsal da língua um aspeto semelhante a um mapa, o chamado "geográfico". Estas lesões têm carateristicamente uma natureza migratória; recuperaram numa área e aparecem noutras áreas muito rapidamente **(Jainkittivong & Langlais, 2005)**, pelo que se chama glossite migratória e a sua cor e forma mudam com o tempo **(Zargari, 2006)**.

Por vezes, os bordos das áreas despapiladas são salientes e dobrados numa cor branca amarelada ou acinzentada e podem apresentar bordos pouco nítidos. Esta lesão é raramente criada no vestíbulo bucal e na mucosa labial, que é denominada estomatite geográfica **(Honarmand *et al.*, 2013)**.

As lesões são recuperadas numa área e aparecem noutras áreas muito rapidamente; por isso é chamada glossite migratória **(Jainkittivong & Langlais, 2005)**. Embora a língua geográfica seja geralmente assintomática, por vezes provoca uma sensação de ardor, geralmente com o consumo de alimentos picantes e salgados, bem como de bebidas alcoólicas **(Jainkittivong & Langlais, 2005)**. A gravidade dos sintomas varia em alturas diferentes, dependendo da atividade da doença **(Carpenter, 2006)**.

A língua geográfica é geralmente uma anomalia isolada, embora também tenha sido relatada uma relação entre a língua geográfica e a asma, eczema, febre dos fenos, imunoglobulina E (IgE) sérica elevada e pacientes atópicos **(Glick, 2003; Miloglu *et al.*, 2009)**. Além disso, tem sido associada à psoríase, à anemia, a perturbações hormonais, às síndromes de Reiter e de Down **(Zargari, 2006)**, ao stress psicossomático **(Ebrahimi, Pourshahidi, & Tadbir, 2010)** e a factores genéticos que parecem desempenhar um papel significativo na etiologia. Além disso, os fármacos **(Hubiche *et al.*, 2013)** e a diabetes mellitus **(Al-maweri *et al.*, 2013; Wysocki & Daley, 1987)**, a doença granulomatosa crónica **(Dar-Odeh *et al.*, 2010)** e a deficiência de vitamina B6, B12, ácido fólico, ferro e zinco **(Anaya, Malagon, & RicardoII, 2013; Nandini *et al.*, 2016)** podem induzir a TG. Pelo contrário, Guggenheimer *et al.* não relataram nenhuma correlação significativa entre a GT e a diabetes mellitus dependente de insulina **(Guggenheimer *et al.*, 2000)**.

A GT é um marcador da gravidade da psoríase e sua presença pode ser usada como um critério adicional para a gravidade da doença. Assim, o exame oral deve ser efectuado na avaliação médica de rotina dos doentes psoriáticos **(Picciani *et al.*, 2015)**.

A GT está maioritariamente associada a ardor na boca **(Spanemberg *et al.*, 2012)**. A lesão persiste por um período de tempo de vários dias a semanas, dependendo do indivíduo, e desaparece apenas para reaparecer num local diferente, com um padrão diferente **(Hooda, Rathee, Gulia, & Yadav, 2011)**. A GT sintomática é rara em crianças e pode produzir ansiedade **(Goswami, Verma, & Verma, 2012)**.

Alguns investigadores classificaram-na como anomalia congénita, enquanto outros afirmaram tratar-se de uma doença hereditária **(Sigal & Mock, 1992)**. Doenças sistémicas **(Cerqueira & de Souza, 2008; Hooda et al., 2011)**, induzidas por medicamentos **(Hubiche *et al.*, 2013; Waltimo, 1990)**, deficiência de vitaminas **(Anaya et al., 2013)**, a GT foi mais frequentemente encontrada em pacientes com alergias a medicamentos, alimentos ou outros num estudo realizado por Jainkittivong *et al.*, **(Jainkittivong & Langlais, 2005)**.

Não é necessário qualquer tratamento para uma TG sintomática, bastando assegurar ao doente que a doença é inofensiva **(Scully & Welbury, 1994)**; nos casos sintomáticos, a terapia deve ser direccionada para a correção da causa subjacente **(Langlais & Miller, 2003)**. A utilização de antihistamínicos tópicos ou sistémicos em casos sintomáticos de TG proporciona alívio devido ao seu efeito anestésico local **(Shekhar, 2014)**.

A língua pilosa (HT) manifesta-se como um alongamento e hipertrofia das papilas linguais filliformes com um aspeto de tapete no dorso da língua com descoloração castanha ou preta. As papilas filiformes são excessivamente longas (as papilas normais têm < 1 mm de comprimento), a descoloração é devida à coloração manchada pela acumulação de escamas epiteliais, restos alimentares e microrganismos cromogénicos, além disso, o aumento da produção de queratina ou a diminuição da descamação normal podem levar à acumulação de camadas queratinizadas **(Scully, De Almeida, Bagan, Dios, & Taylor, 2013)**.

Estudos relataram que o tabagismo, o tabaco de mascar, o consumo excessivo de café/chá preto, a má higiene oral, a debilitação geral, a xerostomia e o uso de colutórios contendo peróxido e de medicamentos como esteróides e tetraciclina são os factores predisponentes. Além disso, o género masculino, a idade avançada, o VIH e a malignidade colocam os doentes num risco mais elevado de desenvolver a BHT **(Gurvits *et al.*, 2014)**. Alguns autores propuseram que a língua pilosa e a língua fissurada são a causa da síndrome da boca ardente **(Balasubramaniam *et al.*, 2009; Drage & Rogers, 1999)**.

A TH é considerada uma condição médica benigna e autolimitada **(Gurvits *et al.*, 2014)**. Embora a TH seja normalmente sintomática, os doentes podem queixar-se de náuseas, halitose, disguesia e cócegas na língua **(Balaji *et al.*, 2014)**. Uma boa higiene oral, a remoção dos factores predisponentes e, em casos graves, a aplicação tópica de agentes queratolíticos por um especialista é muito útil **(Langlais & Miller, 2003)**.

O frênulo é uma dobra de tecido da mucosa oral que liga estruturas como o lábio, a língua e a musculatura bucal ao osso alveolar. A principal função do frénulo lingual é manter o equilíbrio entre os ossos em crescimento e a musculatura da língua durante o desenvolvimento do feto e limitar o movimento dos tecidos musculares linguais **(Chitharanjan, 2013)**.

A anquiloglossia é definida como uma pequena anomalia de desenvolvimento da língua resultante de um frénulo lingual congénito curto e espesso, variando desde o tipo grave, em que a língua pode ser fundida com o pavimento da boca, até ao tipo ligeiro, que ocorre em 2-4% dos recém-nascidos **(Cohen, 2013)**.

Os pacientes com anquiloglossia tinham larguras intercaninos maxilares e mandibulares reduzidas e largura intermolar maxilar reduzida. O ângulo do plano mandibular e a sobremordida foram alterados com a gravidade da anquiloglossia **(Chitharanjan, 2013)**. O tratamento de uma inserção lingual curta pode ser adiado, a menos que haja dificuldades óbvias de fala ou de enfermagem. As sugestões da literatura para o tratamento da anquiloglossia incluem observação, terapia da fala, frenotomia sem anestesia e frenectomia sob AG **(Kupietzky & Botzer, 2005)**.

A macroglossia é um aumento anormal do tamanho da língua em comparação com a boca e os maxilares. Ao exame clínico, encontramos frequentemente uma crenação nas margens laterais da língua causada pela indentação dos dentes devido à pressão **(Reamy *et al.*, 2010)**. A macroglossia está associada à síndrome de Down, hipotiroidismo, tuberculose, sarcoidose, amiloidose, mieloma múltiplo, neurofibromatose, infeção (por exemplo, sífilis) e angioedema ou reação alérgica **(Byrd *et al.*, 2003; Rogers & Bruce, 2004)**. É importante que o médico de família considere a macroglossia como um sinal de uma doença sistémica subjacente e proceda a testes de diagnóstico detalhados, incluindo uma possível biopsia. O tratamento deve ser direcionado para a doença subjacente.

A atrofia papilar da língua é uma perda do tecido papilar da superfície dorsal da língua; a atrofia papilar da língua está frequentemente associada a dor e sensação de ardor, tal como a dor nos casos de síndrome da boca ardente pode estar confinada à língua (glossodinia) com outros sintomas associados à língua, incluindo secura, parestesia e alteração do paladar, e está associada a doenças anémicas, incluindo deficiências de vitamina B, ferro e folato **(Balasubramaniam *et al.*, 2009; Spanemberg *et al.*, 2012)**.

Muitos investigadores estudaram a língua como um reservatório de microrganismos orais; alguns deles encontraram uma associação entre os microrganismos da língua e os presentes na saliva **(Lee** *et al.*, 1999). Outros estudos relataram que a halitose se deve principalmente à libertação de compostos de enxofre libertados pela microbiota anaeróbia do biofilme da língua (**Casemiro *et al.*, 2008; Yoshida *et al.*, 2003**). Assim, a limpeza da língua tem um papel importante na redução da quantidade de bactérias. Assim, a limpeza da língua, além da escovação dos dentes, deve ser realizada para reduzir a carga bacteriana (**Matsui *et al.*, 2014**) e, subsequentemente, reduzir a cobertura da língua e a halitose.

Os dados de base sobre as lesões da língua são importantes para o planeamento da saúde oral e para os programas educativos e são de importância clínica e terapêutica para os prestadores de cuidados de saúde oral/dentários. Apesar da abundância de pesquisas mundiais sobre a prevalência de lesões na língua, a revisão da literatura revelou a falta de estudos que explorassem se os indivíduos afetados estavam cientes da existência de suas lesões na língua (**Monteiro, do Amaral, Vizcaino, Lopes, & Torres, 2014**).

Além disso, a estimativa da prevalência de lesões da língua no Iémen é essencial para a preparação de estratégias de saúde na nossa comunidade.

Capítulo 3: Temas e métodos

3.1 Seleção dos doentes

Este estudo utilizou um desenho de estudo transversal.

3.1.1 Critérios de inclusão

Os pacientes que frequentam as clínicas dentárias nos ramos feminino e masculino da Faculdade de Medicina Dentária da Universidade de Ciências e Tecnologia foram incluídos na amostra do estudo, independentemente da sua idade ou sexo.

3.1.2 Critérios de exclusão

Não foram estabelecidos quaisquer critérios de exclusão na seleção dos doentes.

3.2 Folha de exame

A folha de casos foi concebida pelo investigador e revista por um especialista em medicina oral (Professor Associado Dr. Manal Al-Hajri) (Anexo 1). Todos os pacientes foram examinados utilizando uma folha de exame separada, na cadeira de dentista e sob a luz da unidade dentária. Foi utilizado um kit de exame dentário para cada doente. O protocolo do estudo foi enviado para aprovação ética ao comité de ética da faculdade de medicina da UST-Yemen. A folha de exame foi concebida incluindo as informações relacionadas com as características individuais, a história médica, a história dentária, os hábitos e a(s) lesão(ões) da língua, conforme adaptado de outros estudos. As lesões da língua examinadas foram definidas na literatura **(Byahatti & Ingafou, 2010) da** seguinte forma

- A língua pilosa foi diagnosticada quando "as papilas filiformes estavam alongadas mais de 3 mm".

- A língua revestida foi considerada quando o "dorso da língua estava coberto de detritos e o comprimento das papilas filiformes era <3 mm".

- A língua fissurada foi diagnosticada com base em "fissuras na superfície dorsal dos dois terços anteriores da língua".

- A atrofia papilar da língua foi diagnosticada quando se observou uma "perda de papilas filiformes no dorso da língua".

- A língua geográfica é uma entidade comum caracterizada por uma "perda da papila filiforme numa ou em várias áreas da superfície dorsal da língua".

- Glossite romboide mediana: Quando as "alterações atróficas são romboides ou de forma oval, na linha média dorsal imediatamente anterior ao forame cecum".

- Língua com crenação (indentação da margem da língua). Trata-se de "um recorte ou crenação ao longo da periferia lingual da língua".

- A macroglossia refere-se a "um aumento da língua que pode ser de desenvolvimento ou adquirido".

- A anquiloglossia refere-se à "fixação parcial ou total do pavimento da língua na boca".

3.3 Estudo-piloto

Foi realizado um estudo piloto num grupo de pacientes do sexo masculino e feminino nas clínicas dentárias da UST. Foram feitas modificações na folha final e, em seguida, a folha foi preenchida para toda a amostra.

3.4 Método de amostragem

A população-alvo são os pacientes dentários no Iémen. Uma vez que as clínicas dentárias da Faculdade de Medicina Dentária da Universidade de Ciências e Tecnologia são as maiores e mais antigas clínicas dentárias do Iémen, que fornecem tratamentos dentários a pacientes de todo o país, a amostra do estudo foi selecionada a partir de ramos masculinos e femininos da Faculdade de Medicina Dentária. Foram incluídos todos os géneros e idades dos pacientes. A dimensão mínima da amostra calculada foi de 418 (considerando $P=5\%$ para um nível de confiança de 95% e utilizando a calculadora de dimensão da amostra OpenEpi®), mas a amostra final do estudo foi de 713 doentes.

3.5 Análise e interpretação dos dados

Os dados da folha de exame foram recolhidos e pontuados. Os dados recolhidos foram analisados com recurso ao software SPSS® versão 21. Para descrever os dados quantitativos, utilizou-se a mediana e o desvio padrão e para descrever os dados qualitativos, utilizaram-se as tabelas de distribuição de prevalência. Para a análise dos dados recolhidos, foi aplicado o teste de análise do Qui-Quadrado. Foram utilizadas análises de regressão, bivariada e multivariada, conforme necessário. O *valor de P* menor que 0,05 foi considerado significativo.

Capítulo 4: Resultados

A amostra do estudo é constituída por 713 pacientes de ambulatório de medicina dentária, (homens = 368 (51,6%); mulheres = 345 (48,4%). A idade variou de 4 a 85 anos (mediana de 24,0 anos; DP = 16,0). Entre os grupos etários, havia 95 (13,3%) indivíduos com idade ≤ 14 anos, 378 (53,0%) com idade entre 15 e 30 anos e 139 (19,5%) com idade entre 31 e 45 anos, 60 (8,4%) com idade entre 46 e 60 anos e 41 (5,8%) com idade > 60 anos (Fig. 2).

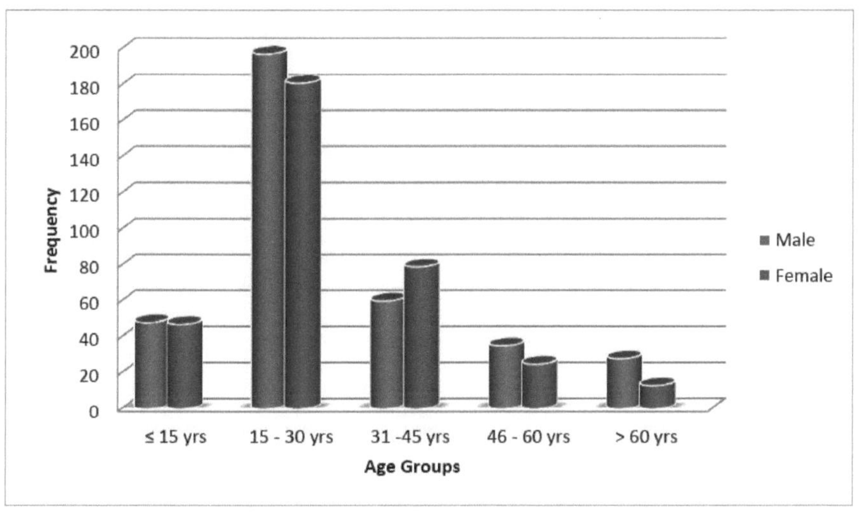

Figura 4.1: Número de pacientes de acordo com o sexo e a faixa etária

Os participantes no estudo tinham diferentes níveis socioeconómicos e profissões. Do grupo de adultos da amostra do estudo (com mais de 14 anos de idade, n = 619), 56% eram mastigadores de khat e 21% eram fumadores (Tabela 4.1). A prevalência da mastigação de khat e do tabagismo foi mais elevada nos homens do que nas mulheres (64,9% vs. 32,8%, P < 0,001 para a mastigação de khat e 26,1% vs. 9,9%, P < 0,001 para o tabagismo).

Tabela 4.1: Características demográficas da amostra do estudo

Variável	Grupos	Contagem	%
Sexo	Masculino	368	51.6

		n	%
	Feminino	345	48.4
Idade	35 e menos	529	74.2
	36 e mais	184	25.8
Mastigação de khat	Sim	349	56.4
	Não	270	43.6
Duração da mastigação de Khat	Nenhum	260	42.0
	Menos de quatro horas	199	32.1
	Quatro a seis horas	98	15 8
	Mais de seis horas	62	10.0
Fumar	Sim	129	20.8
	Não	490	79.2
Número de cigarros /dia	Nenhum	484	78.2
	< 5 cigarros	38	6.1
	5 - 10 cigarros	27	4.4
	11 - 20 cigarros	62	10.0
	> 20 cigarros	8	1.3

Trinta e dois por cento das queixas principais dos doentes eram dores na altura do exame. A prevalência de lesões na língua entre os participantes examinados foi de 76,5%. A taxa de prevalência foi de 83,4% para os homens e de 69,2% para as mulheres (P < 0,001). A língua fissurada foi a condição mais comum, pois foi encontrada em 380 (53,3%) pacientes (Figuras 4.3 - 4.5), enquanto a língua pilosa foi observada em 216 pacientes (30,3%) (Figuras 4.6 - 4.8), língua geográfica em 50 pacientes (7,0%) (Figura 4.11), língua revestida em 93 pacientes (13,0%), língua atrófica (despapilada) em 20 pacientes (2,8%) (Figuras 4.12 & 4.13). Outras lesões e anomalias da língua (língua atrófica, anquiloglossia, macroglossia, fibroma) que se observam nas Figuras 4.14 - 4.16 foram observadas em apenas alguns doentes e vários doentes tinham mais do que uma lesão da língua (Tabela 4.2). As diferenças entre os géneros foram significativas *(P< .001)* no que diz respeito à língua pilosa, com 140 homens (64,8%) em comparação com 76 mulheres (35,2%).

Tabela 4.2: Distribuição de várias lesões da língua em relação ao género

Lesões da língua	Mulheres (n =345)		Homens (n = 368)		Total (n =713)	
	n	**(%)**	**n**	**(%)**	**n**	**(%)**
Língua fissurada	166	(48.1)	214	(58.2)	380	(53.3)

Língua peluda *	76	(22. 0)	140	(38.0)	216	(30.3)
Língua revestida	38	(11. 0)	55	(14.9)	93	(13.0)
Língua geográfica	26	(7.5)	24	(6.5)	50	(7.0)
Língua atrófica	9	(2.6)	11	(3.0)	20	(2.8)
Anquiloglossia	6	(1.7)	7	(1.9)	13	(1.8)
Macroglossia	7	(2.0)	4	(1.1)	11	(1.5)
Úlcera traumática	0	(0. 0)	2	(0.5)	2	(0.3)
Glossite romboide mediana MRG	1	(0.3)	0	(0. 0)	1	(0.1)
Fibroma	0	(0. 0)	1	(0.3)	1	(0.1)
Úlcera aftosa	1	(0.3)	0	(0. 0)	1	(0.1)
Total	239	(69. 2)	307	(83.4)	546	(76.5)

Alguns doentes apresentavam mais do que uma lesão na língua.

*P <0 .001

A maioria das lesões da língua foi significativamente associada à idade; as taxas de prevalência de língua saburrosa e língua atrófica aumentaram com a idade (P < 0,001, P < 0,001, respetivamente). A maior prevalência dessas lesões ocorreu no grupo com 60 anos ou mais. Por outro lado, a prevalência de língua pilosa diminuiu com a idade (P < 0,001).

A ocorrência de língua geográfica, macroglossia, glossite romboide mediana e outras lesões não mostrou diferenças significativas entre os grupos etários. Para além disso, a língua geográfica não foi significativamente mais prevalente no grupo de doentes com idades compreendidas entre os 5 e os 30 anos (Tabela 4.3).

Tabela 4.3: Distribuição de várias lesões da língua em relação à idade

Tongue lesions	≤14yrs (n =95)		15 - 30yrs (n = 378)		31 -45yrs (n = 139)		46 - 60yrs (n = 60)		>60yrs (n = 41)	
	n	(%)	n(%)		n(%)		n	(%)	n(%)	
Fissured tongue*	35	(36.8%)	182	(48.1%)	87	(62.6%)	46	(76.7%)	30	(73.2%)
Hairy tongue*	10	(10.5%)	133	(35.2%)	44	(31.7%)	17	(28.3%)	12	(29.3%)
Coated tongue*	8	(8.4%)	37	(9.8%)	20	(14.4%)	13	(21.7%)	15	(36.6%)
Geographic tongue	3	(3.2%)	32	(8.5%)	9	(6.5%)	4	(6.7%)	2	(4.9%)
Atrophic tongue**	0	(0.0%)	8	(2.1%)	6	(4.3%)	2	(3.3%)	4	(9.8%)
Ankyloglossia**	9	(9.5%)	2	(0.5%)	1	(0.7%)	1	(1.7%)	0	(0.0%)
macroglossia	0	(0.0%)	0	(0.0%)	8	(5.8%)	3	(5.0%)	0	(0.0%)
Trumatic ulcer**	0	(0.0%)	0	(0.0%)	0	(0.0%)	1	(1.7%)	1	(2.4%)
Median R. glossitis	0	(0.0%)	0	(0.0%)	1	(0.7%)	0	(0.0%)	0	(0.0%)
Fibroma	0	(0.0%)	1	(0.3%)	0	(0.0%)	0	(0.0%)	0	0.0%
Aphtous ulcer	0(0.0%)		0(0.0%)		1(0.7%)		0	(0.0%)	0	(0.0%)

Alguns doentes apresentavam mais do que uma lesão na língua.

*$P < 0,01$, **$P < 0,05$.

A Tabela (4.4) demonstra que a idade de 36 anos ou mais (Odds Ratio (OR): .480, [95% Confidence Interval (CI) : 0.33-0.69], P < 0.001) e a mastigação de khat (OR: 1.66, [95% CI: 1.20-2.30], P < 0.05) foram significativamente relacionados com a ocorrência de língua fissurada. Ao contrário, o teste do qui-quadrado mostra que o sexo masculino e o tabagismo foram significativamente associados à língua fissurada, enquanto a análise de regressão logística não mostrou associação significativa.

Tabela 4.4: Análise bivariável e multivariável das variáveis associadas à língua fissurada; odds ratios ajustados e não ajustados, e intervalos de confiança de 95%

	OU	IC95%	%	P
Grupos etários				
4-35 anos	.480	.333-.692	47.8%	.000
36-85 anos			69.0%	
Género				
Masculino	1.264	.918- 1.739	58.2%	.151

Feminino			48.1%	
Mastigação de khat				
Sim	1.664	1.20-2.30	62.2%	.002
Não			44.6%	
Fumar				
Sim	1.524	.99-2.33	66.9%	.053
Não			50.3%	

Tabela (4.5) A análise de regressão logística indicou que a idade mais avançada (OR: 1,744, [95% CI: 1,16-2,61], P<0,05), a mastigação de khat (OR: 2,970, [95% CI: 2,05-4,30], P<0,05), o tabagismo (OR: 1,660, [95% CI: 1,08-2,54], P<0,020) estavam associados à língua pilosa.

Tabela 4.5: Análise bivariável e multivariável das variáveis associadas à língua pilosa; odds ratios ajustados e não ajustados, e intervalos de confiança de 95%

	OU	*IC95%*	*%*	*P*
Grupos etários				
4-35 anos	1.744	1.16-2.61	30.8%	.007
36-85 anos			28.8%	
Género				
Masculino	1.995	1.38-.966	38.0%	.076
Feminino			22.0%	
Mastigação de khat				
Sim	2.970	2.05-4.30	44.9%	.000
Não			16.1%	
Fumar				
Sim	1.660	1.08-2.54	49.2%	.020
Não			26.1%	

A Tabela (4.6) mostra que a língua saburrosa só foi significativamente associada à idade mais avançada (OR: .439, [95% CI: 27-.70], P <0.001), os rácios de probabilidades ajustados para a associação com o sexo, o tabagismo e a mastigação de khat não foram significativos.

Tabela 4.6: Análise bivariável e multivariável das variáveis associadas à língua saburrosa; odds ratios ajustados e não ajustados, e intervalos de confiança de 95%

	OU	*IC95%*	*%*	*P*
Grupos etários				
4-35 anos	.439	.27-.70	9.8%	.001

36-85 anos			22.3%	
Género				
Masculino	1.161	.72-1.867	14.9%	.538
Feminino			11.0%	
Mastigação de khat				
Sim	1.630	.97-2.723	17.3%	.062
Não			8.9%	
Fumar	1.630	.97-2.72		.062
Sim			19.2%	
Não			11.7%	

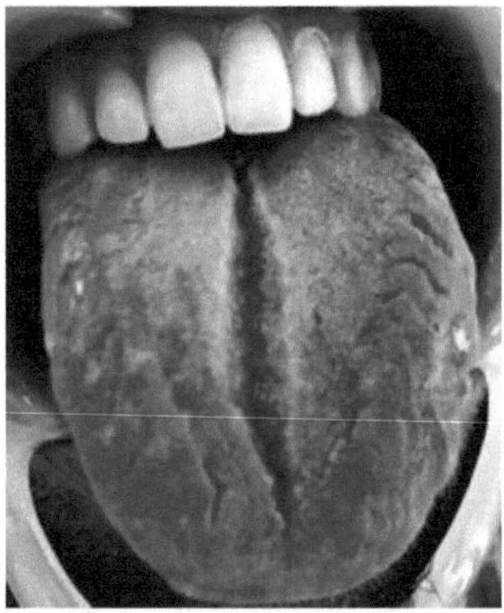

Figure 4.3: Fissured tongue in adult male patient with prominent median fissure

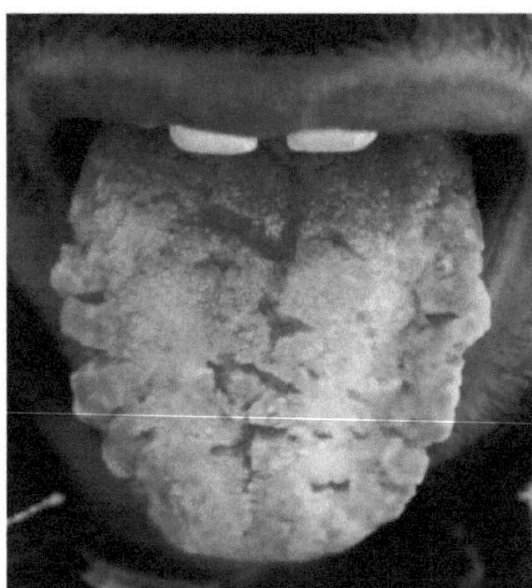

Figure 4.4: Fissured tongue in adult male patient with multiple lateral fissuring

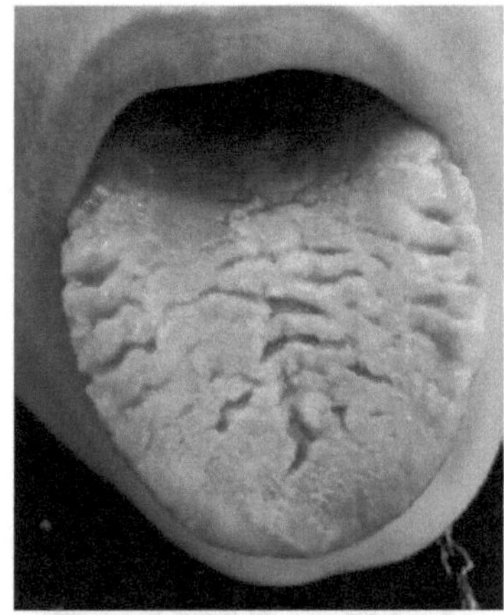

Figure 4.5: Median and lateral fissuring in young females' tongue

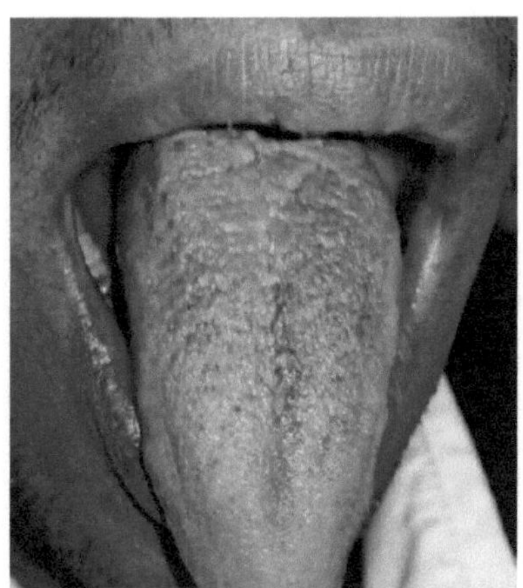

Figure 4.6: Hairy tongue in adult male patient

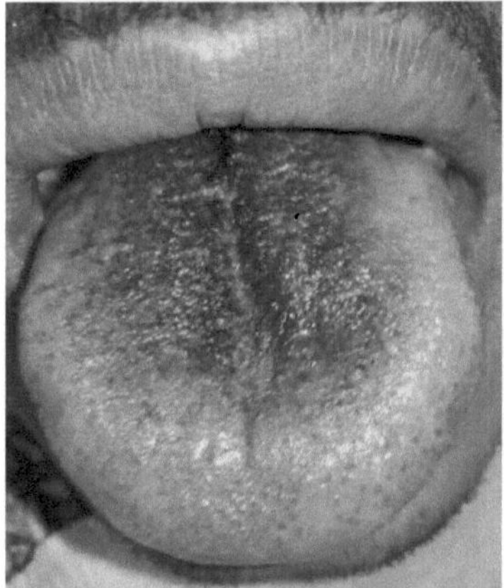

Figure 4.7: Black hairy tongue in adult male patient

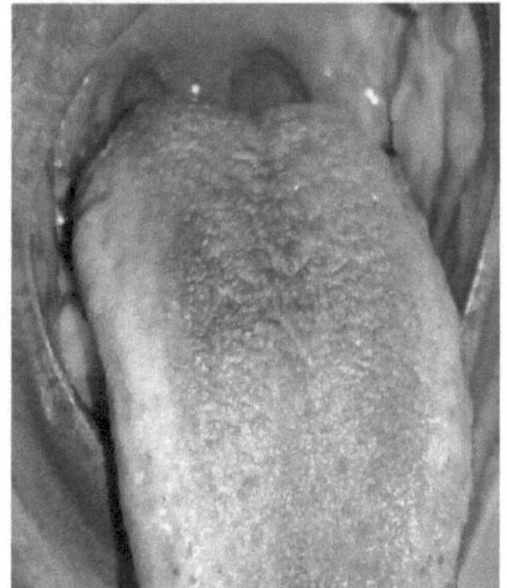

Figure 4.8: Mild hairy tongue in young male patient

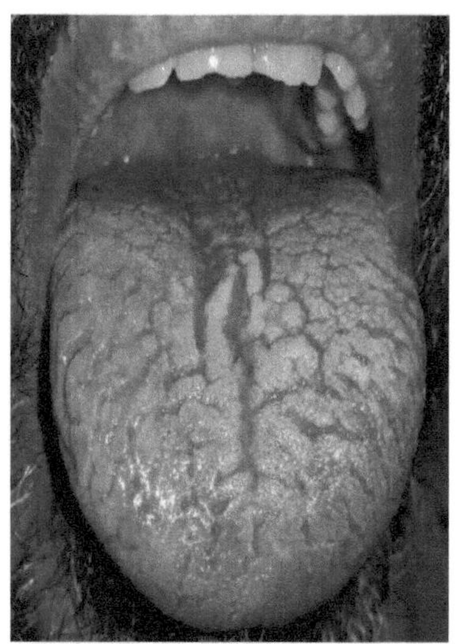

Figure 4.9: Coated &Fissured tongue in adult male patient

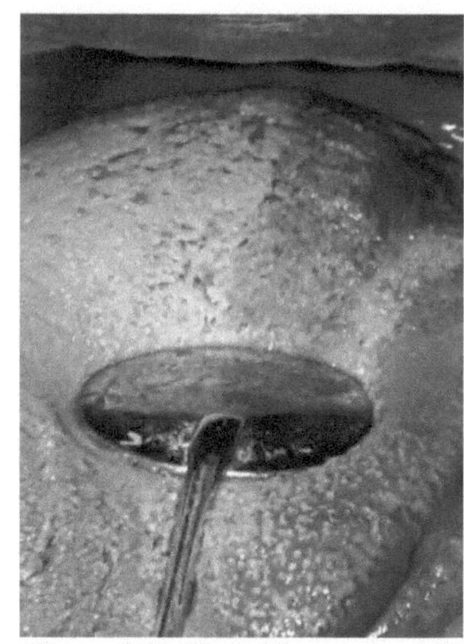

Figure 4.10: Coated tongue in adult male patient

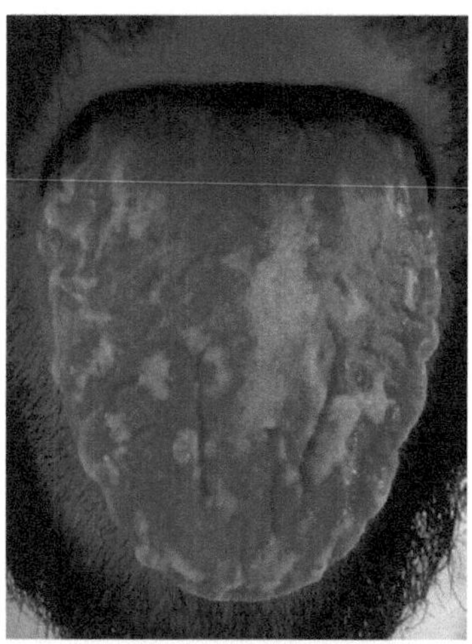

Figure 4.11: Coexistence of geographic & Fissured tongue in adult male patient

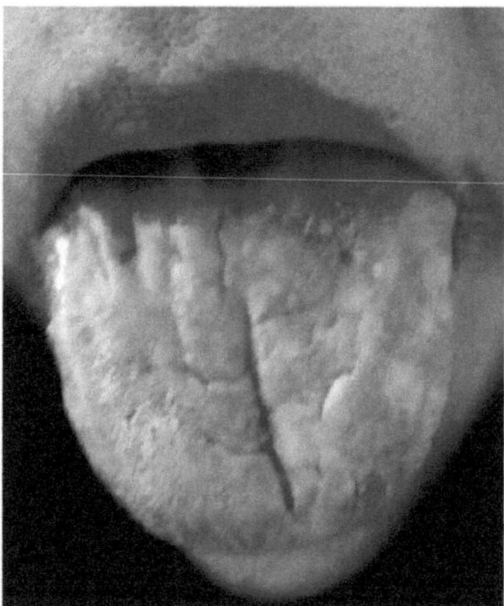

Figure 4.12: Papillary atrophy in adult female patents' tongue

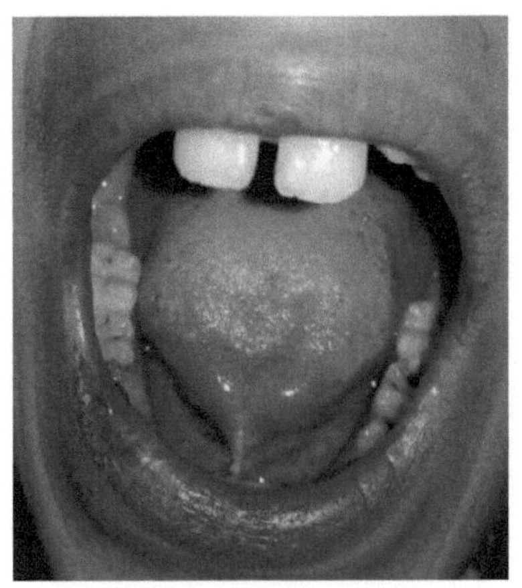

Figure 4.13: Ankyloglossia in a male child

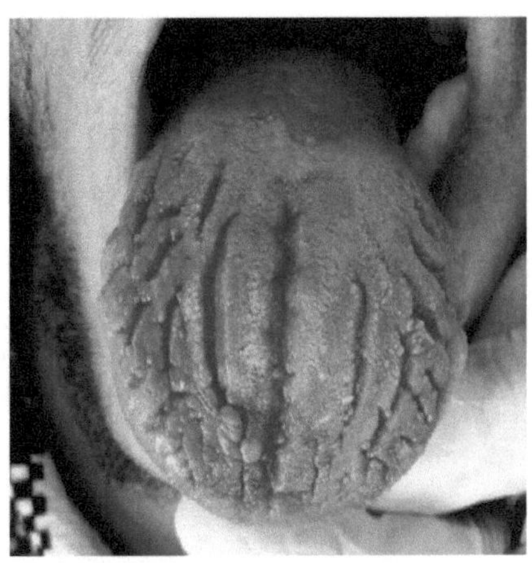

Figure 4.14: Coexistence of crenated tongue & Fissured tongue in adult male patient

Capítulo 5: Discussão

O diagnóstico das lesões da língua é uma parte importante do exame intra-oral de rotina. Esta importância deve-se ao facto de a língua ser um indicador de várias doenças sistémicas como um espelho do corpo **(Mojarrad & Vaziri, 2008)**. O presente estudo é o primeiro estudo a investigar a prevalência de lesões da língua e os factores de risco associados na população iemenita, incluindo vários grupos etários de diferentes províncias do país. Como tal, estes resultados podem ser comparados com a literatura existente sobre outras populações.

A amostra do estudo foi bastante grande para garantir a representatividade da população, uma vez que inclui o dobro do tamanho mínimo calculado para a amostra, além disso, a faixa etária dos participantes do estudo incluía crianças, adultos e idosos de ambos os sexos. Como a validade dos dados relatados pelos pacientes sobre a presença ou ausência de doenças sistémicas é questionável, não nos concentrámos nesta variável devido à dificuldade de obter um teste objetivo para provar a associação das doenças da língua com doenças sistémicas.

Um único examinador, que é candidato a médico dentista, recolheu todos os dados de cada doente, o que reforça a validade e a fiabilidade dos dados, uma vez que não houve desacordo entre os examinadores.

De acordo com a literatura dentária, a prevalência das lesões da língua apresenta uma grande variabilidade, que parece estar relacionada com a idade, o sexo, o número de indivíduos examinados, a metodologia, os critérios de diagnóstico e o número de lesões da língua incluídas em cada estudo **(Bánóczy *et al.*, 1993)**.

Alguns estudos investigaram apenas uma das lesões na língua **(Miloğlu *et al.*, 2009; Sudarshan *et al.*, 2015; Zargari, 2006)** e outros estudaram mais de uma lesão na língua **(Aveu & Kanli, 2003; Byahatti & Ingafou, 2010)**. No nosso estudo, foram estudadas mais de uma lesão e algumas dessas lesões foram relatadas como coexistindo com outras.

No nosso estudo, a prevalência de onze lesões diferentes da língua em doentes iemenitas em ambulatório de medicina dentária foi de 76,5%, o que mostra uma grande diferença em relação a outros estudos. Alguns estudos epidemiológicos orais mostraram uma elevada prevalência de doenças da língua entre as lesões da mucosa da cavidade oral, com uma prevalência muito variável em diferentes países do mundo (**Avcu & Kanli, 2003**). Neste estudo, a prevalência de onze doenças diferentes da língua em doentes dentários externos do Iémen foi de 76,5%, o que revela uma grande diferença em relação a estudos anteriores.

Num estudo indiano, a prevalência de lesões na língua estava muito próxima da do nosso estudo (78,4%) (**Raman *et al.*, 2015**). Por outro lado, na população saudita, a prevalência é muito baixa (3,96%) (**AlDosari, 2009**). Outros estudos relataram outras percentagens de prevalência de lesões na língua, como os estudos realizados na população jordana e na população húngara, nos quais os autores relataram outros valores de prevalência; 23,7% e 35,11%, respetivamente (**Pillai, 1993; Voros *et al.*, 2003**). Estas grandes variações devem-se à falta de padronização dos critérios de diagnóstico, às diferenças raciais e aos hábitos relacionados com estas lesões.

A associação das lesões da língua com as condições sistémicas pode ser sobrestimada por alguns autores (**Byahatti & Ingafou, 2010**). Como a maioria dos estudos anteriores, a pigmentação racial e as varizes linguais foram consideradas variações normais neste estudo (**Motallebnejad *et al.*, 2008**), enquanto poucos estudos listaram essas condições entre as doenças da língua (**Costa, 2001; Dos Santos *et al.*, 2004a**). Do mesmo modo, os distúrbios funcionais da língua não foram incluídos na lista de doenças da língua; são exemplos o hábito de empurrar a língua, as perturbações do paladar ou os problemas da fala, a menos que estejam associados a distúrbios orgânicos da língua.

A distribuição por género da amostra era igual para homens e mulheres, aumentando a representatividade da amostra, uma vez que muitas das lesões da língua estão relacionadas com hábitos ligados ao género, como fumar e mastigar Khat. Esta diferença na prevalência das lesões da língua é claramente registada nos resultados do presente estudo (homens; 83% e mulheres; 69%). Contrariamente a esta constatação, as lesões da língua na população húngara (**Bánóczy *et al.*, 1993**) eram mais proeminentes nas mulheres do que nos homens, assim como a língua fissurada era mais prevalente nas mulheres líbias do que nos homens **(Byahatti & Ingafou, 2010)**.

Embora o estudo realizado numa faculdade de medicina dentária tenha iniciado algumas reflexões sobre a preferência da população geral aleatória. A distribuição por género no presente estudo foi semelhante à dos estudos realizados por Byahatti *et al.*, Darwajeh *et al.* e Preeti *et al.*

No nosso estudo, registou-se uma grande variedade de lesões da língua, com um total de 546 lesões. A língua fissurada (53,3%) foi a mais difundida, seguida pela língua pilosa (30,3%), língua revestida (13,0%), língua geográfica (7,0%), língua atrófica (2,8%) e aciloglossia parcial (1,8%). Uma existência relativamente semelhante de língua fissurada (48,4%) foi relatada por autores **(Byahatti & Ingafou, 2010)**, mas uma prevalência menor de língua fissurada foi relatada nos estudos conduzidos por vários outros pesquisadores **(Almelaih, 2011; Avcu & Kanli, 2003; Ghanaei *et al.*, 2013; Langlais, 2007; Santosh *et al.*, 2013; Ugar-Cankal *et al.*, 2005; Vörös *et al.*, 2003; Yarom *et al.*, 2004)**.

Surpreendentemente, houve uma grande diferença na prevalência de língua fissurada entre a população do presente estudo e a população saudita vizinha, uma vez que a prevalência foi de 45% na população iemenita em comparação com 1,4% na população saudita **(AlDosari, 2009)**, o que pode estar relacionado com o hábito de mastigar khat, um hábito comum no Iémen.

Os nossos resultados indicaram que existe um aumento da frequência de FT com o envelhecimento, estando estes resultados de acordo com outros **(Vörös *et al.*, 2003; Yarom *et al.*, 2004)**.

A mastigação de khat é amplamente estudada entre a população iemenita e outras populações quanto ao seu papel na gengivite, periodontite e lesões brancas orais **(Al-Maweri *et al.*, 2014; Al-Sharabi *et al.*, 2013; Dos Santos *et al.*, 2004b)**. Este estudo é o primeiro que estudou a associação deste hábito com as lesões na língua, especialmente a FT.

A língua pilosa foi a segunda lesão mais prevalente, depois da língua fissurada (30,3%), e verificámos que é mais comum no sexo masculino do que no feminino (38%, 22%, respetivamente), tal como na população tailandesa **(Langlais, 2007)**. Enquanto outros estudos, noutras populações, encontraram uma menor prevalência de BHT; populações líbia (4,4%) **(Byahatti & Ingafou, 2010)**, turca (11,35) **(Avcu & Kanli, 2003)** e jordana (14,2%) **(Pillai, 1993)**. Esta diferença pode dever-se à seleção da amostra (grupos etários, diferenças étnicas, hábitos). No nosso estudo, a língua pilosa foi mais prevalente entre os homens que praticam a mastigação de khat do que entre as mulheres; além disso, a análise de regressão mostra que a mastigação de khat é responsável por um aumento de mais de três vezes no desenvolvimento da língua pilosa em comparação com a não mastigação de khat (P< .001).

Os homens que mascam khat são normalmente fumadores, o que pode explicar o efeito sinérgico da mastigação de khat e do tabagismo e apresentar uma taxa de prevalência mais elevada de língua pilosa entre os fumadores e os mascadores do presente estudo. Em conformidade com outro estudo **(Langlais, 2007)**, encontrámos uma percentagem mais elevada de língua pilosa entre os fumadores.

No presente estudo, encontrámos uma associação significativa entre a idade (15 - 45 anos) e o desenvolvimento de língua pilosa, que foi o grupo etário com mais língua pilosa, o que pode dever-se ao facto de o hábito de mastigar khat ser mais predominante neste grupo em termos de frequência e duração. O estudo tailandês também referiu que a língua pilosa aumentava com a idade, mas, ao contrário dos seus resultados, os participantes do nosso estudo com mais de 60 anos eram menos afectados pela língua pilosa. Coletivamente, verificámos que a idade mais avançada, o sexo masculino, o tabagismo e a mastigação de Khat estão significativamente associados à língua pilosa.

A distribuição da língua saburrosa entre os doentes examinados no presente estudo foi de 13%; n= 93, esta prevalência é mais elevada do que a da população jordana (Almelaih, 2011) (8,1%), turca **(Avcu & Kanli, 2003)** (8,%) e tailandesa (8,1%), sendo muito mais frequente nos homens do que nas mulheres. O aumento da idade está significativamente associado ao aumento da prevalência da língua saburrosa, o que está de acordo com muitos dos estudos anteriores **(Calil *et al.*, 2009; Langlais, 2007)**. Como mostra a análise de regressão logística múltipla, a língua saburrosa está significativamente associada à mastigação de khat e ao tabagismo.

A língua geográfica está entre as doenças da língua mais frequentemente registadas na maioria dos estudos mundiais **(Chosagk *et al.*, 1974; Dos Santos *et al.*, 2004a; Redman, 1970)**. A língua geográfica foi encontrada em 7% das lesões de língua entre os pacientes examinados, essa prevalência é maior do que a da população jordaniana (3,65) **(Almelaih, 2011)** e da população húngara (3,0%) **(Bánóczy *et al.*, 1993)**. Por outro lado, estudos realizados noutras populações, como a israelita (12,7%) **(Chosagk *et al.*, 1974)**, a indiana (16,4%) **(Santosh *et al.*, 2013)**, a líbia (17,2%) e a iraniana (27%) **(Motallebnejad *et al.*, 2008)**, relataram uma prevalência de língua geográfica muito mais elevada do que a da população iemenita.

Embora a distribuição por sexo da glossite migratória entre a amostra do presente estudo seja quase igual e esteja de acordo com a do estudo turco **(Miloğlu *et al.*, 2009)**, enquanto outros estudos mostraram que é cerca de duas vezes mais comum em mulheres **(Assimakopoulos *et al.*, 2002)**, eles relataram que os contraceptivos e a menstruação são fatores contribuintes.

No presente estudo, a língua geográfica foi mais prevalente no grupo etário dos 15-30 anos (8,5%), em comparação com os outros grupos etários mais velhos e mais novos, o que constitui um resultado surpreendente, uma vez que a maioria dos estudos anteriores sobre a língua geográfica relatou lesões mais prevalentes nas crianças, desconhecendo-se a razão para esta maior prevalência da língua geográfica neste grupo etário. Devido ao facto de o presente estudo não examinar a saúde sistémica do participante e de perguntar ao doente sobre o seu estado de saúde não poder fornecer dados validados, não é possível relacionar a língua geográfica com qualquer condição sistémica, pelo que este é um estudo de caso-controlo para revelar essas associações.

A depapilação da língua foi relatada em 20 pacientes (2,8%), com distribuição igual para as patinas masculina e feminina. A prevalência na população líbia foi relatada como sendo de 25,6% **(Byahatti & Ingafou, 2010)**, e na população indiana foi de 11,5% **(Santosh *et al.*, 2013)**, que são mais elevados do que os resultados do presente estudo. . Estudos relataram uma maior prevalência de depapilação da língua entre as mulheres do que entre os homens **(Langlais, 2007)**. A língua despapilada no nosso estudo foi mais prevalente no grupo etário (>60 anos), o que pode ser devido à xerostomia e à baixa renovação epitelial associada aos idosos.

A anquiloglossia parcial foi observada em 1,8% da nossa população, o que difere dos achados de muitos dos outros estudos; na Índia, 7,65%, na Tailândia, 6,3%, e nas populações iranianas, 5%; por outro lado, é significativamente mais do que os achados em crianças em idade escolar da Arábia Saudita, 0,1% **(AlDosari, 2009)**, da Líbia, 0,3% **(Byahatti & Ingafou, 2010)**, e em crianças húngaras, 0,88% **(Vörös *et al.*, 2003)**. A menor percentagem de anquiloglossia na nossa população confirma a raridade destas lesões.

Em nosso estudo, a macroglossia foi relatada em 1,5% dos pacientes examinados, e os ratos de menor prevalência foram encontrados com úlceras traumáticas, 0,3%, e glossite romboide mediana, fibroma, úlcera aftosa, 0,1% para cada.

Este estudo concluiu que existe uma elevada prevalência de lesões na língua entre os pacientes iemenitas que não têm dentes, em comparação com outras populações. Verificou-se uma associação estatisticamente significativa entre estas lesões e os hábitos habitualmente praticados, principalmente a mastigação de khat e o tabagismo. Há uma maior prevalência de lesões na língua entre os pacientes com idades compreendidas entre os 15 e os 45 anos e os fumadores do sexo masculino, em comparação com os de outros grupos etários e as mulheres, e esta relação foi considerada estatisticamente significativa.

Capítulo 6: Conclusão

Conclusão:

1- A prevalência de lesões da língua entre os pacientes iemenitas que não têm dentes era elevada.

2- As lesões mais comuns são a língua fissurada, a língua pilosa, a língua revestida e a língua geográfica.

3- A língua fissurada foi significativamente associada à idade e à mastigação de khat.

4- A língua pilosa foi significativamente associada à idade, à mastigação de khat e ao tabagismo.

5- A língua revestida foi significativamente associada à idade.

6- Outras lesões da língua foram encontradas em pequenas percentagens em comparação com as acima referidas.

Recomendações:

1- Espera-se que os resultados deste estudo conduzam a trabalhos semelhantes a uma escala mais nacional no Iémen.

2- Outros estudos poderiam ser realizados, dando ênfase à condição sistémica dos pacientes examinados, para uma melhor compreensão do papel das doenças sistémicas na prevalência das lesões da língua.

3- Além disso, este estudo ajudará as autoridades de saúde a planear programas de ajuda que possam melhorar a saúde oral geral e promover a sensibilização da população para os hábitos de risco.

Referências

Al-maweri *et al.* (2013). Prevalência de lesões da mucosa oral em pacientes com diabetes tipo 2 atendidos no Hospital Universiti Sains Malaysia.

Al-Maweri *et al.* (2014). Lesões da mucosa oral e sua associação com o consumo de tabaco e mastigação de qat entre pacientes dentários iemenitas.

Al-Maweri *et al.* (2015). Lesões da mucosa oral em pacientes dentários idosos em Sana'a, Iémen. *Jornal da Sociedade Internacional de Odontologia Preventiva e Comunitária, 5(7}*, 12.

Al-Sharabi *et al.* (2004). Um estudo de 342 lesões brancas queratóticas orais induzidas pela mastigação de qat entre 2500 iemenitas. *Jornal de patologia oral e medicina, 33*(6), 368-372.

Al-Sharabi *et al.* (2013). A mastigação de Qat como um fator de risco independente para a periodontite: A Cross-Sectional Study. *Revista internacional de odontologia, 2013.*

Al-wesabi, & Isa. (2015). Conhecimento, Atitude e Prática em Odontologia Preventiva entre Estudantes Seniores de Odontologia no Iémen. *Revista Internacional de Investigação em Saúde Pública, 5*(1), 560-568.

AlDosari, A.-M. a. (2009). Prevalência de lesões orais entre os pacientes dentários sauditas. *Anais da medicina saudita, 29*(5), 365.

Almelaih, D. a. (2011). Lesões na língua em uma população jordaniana. Prevalência, sintomas, conhecimento dos sujeitos e tratamento fornecido.

Anastasi *et al.* (2014). Inspeção da língua na MTC: Observações numa amostra de estudo de pacientes vivendo com HIV. *Acupunctura Médica, 26(1),* 15-22.

Anaya, M. V. M., Malagon, M., & Ricardoll, L. M. L. (2013). Prevalência de alterações da língua e fatores relacionados em crianças que frequentam a Universidade de Cartagena, Colômbia. *Revista Odontológica Mexicana, 17(4),* 231-235.

Assimakopoulos *et al.* (2002). Glossite migratória benigna ou língua geográfica: uma lesão oral enigmática. *The American journal of medicine, 113(9),* 751-755.

Avcu, N., & Kanli, A. (2003). A prevalência de lesões na língua em 5150 pacientes turcos em ambulatório dentário. *Oral diseases, 9*(4), 188-195.

Balaji *et al.* (2014). Língua peluda preta induzida por linezolida. *Revista indiana de farmacologia, 46(6),* 653-654.

Balasubramaniam *et al.* (2009). Separar o ardor oral da síndrome da boca ardente: desvendar um enigma de diagnóstico. *Jornal dentário australiano, 54*(4), 293-299.

Bánóczy *et al.* (1993). Estudo da prevalência de lesões na língua numa população húngara. *Medicina Dentária Comunitária e Epidemiologia Oral, 21*(4), 224-226.

Bruce, A. J., & Rogers, R. S. (2003). Oral psoriasis. *Dermatologic clinics, 21*(1), 99104.

Byahatti, & Ingafou. (2010). A prevalência de lesões na língua em pacientes adultos da Líbia. *Jornal de Medicina Dentária Clínica e Experimental, 2*(4), 163-168.

Byrd *et al.* (2003). Glossite e outras afecções da língua. *Clínicas Dermatológicas, 21*(1), 123-134.

calil et al. (2009). A relação entre compostos voláteis de enxofre, revestimento da língua e doença periodontal. *A revista internacional de higiene dentária, 1*(7), 251255.

Carpenter, S. a. (2006). Prevalência e factores de risco associados à língua geográfica entre adultos dos EUA. *Oral diseases, 12*(4), 381-386.

Casemiro *et al.* (2008). Eficácia de um novo desenho de escova de dentes versus um raspador de língua convencional na melhoria do odor do hálito e na redução da microbiota da língua. *Journal of Applied Oral Science, 16(4),* 271-274.

Castagnola *et al.* (2011). Aberrações cromossómicas e aneuploidia em lesões orais potencialmente malignas: características distintivas para a língua. *BMC cancro, 11*(1), 1.

Cerqueira, D. F., & de Souza, I. P. R. (2008). Manifestações orofaciais da Síndrome de Robinow: Relato de caso em um paciente pediátrico. *Oral Surgery, Oral Medicine, Oral Pathology, Oral Radiology, and Endodontology, 105(3),* 353-357.

Chitharanjan, S. (2013). Características esqueléticas e dentárias em indivíduos com anquiloglossia. *Progresso em ortodontia, 14*(1), 1-7.

Chosagk *et al.* (1974). A prevalência da língua escrotal e da língua geográfica em 70.359 crianças israelitas em idade escolar. *Medicina Dentária Comunitária e Epidemiologia Oral, 2*(4), 253-257.

Cohen, B. A. (2013). *Dermatologia pediátrica*: Elsevier Health Sciences.

Costa, B. a. (2001). Condições bucais em crianças do nascimento aos 5 anos: os achados de um programa odontológico infantil. *Journal of Clinical Pediatric Dentistry, 25*(1), 79-81.

Dar-Odeh, N. S., Hayajneh, W. A., Abu-Hammad, O. A., Hammad, H. M., Al- Wahadneh, A. M., Bulos, N. K., . . . Bakri, F. G. (2010). Achados orofaciais na doença granulomatosa crónica: relato de doze pacientes e revisão da literatura. *BMC research notes, 3*(1), 1.

Day, N. a. (2002). Cancro oral e lesões pré-cancerosas. *CA: a cancer journal for clinicians, 52*(4), 195-215.

Dayal, P. K. (1998). *Textbook of Oral Medicine:* JAYPEE BROTHERS PUBLISHERS.

Dos Santos *et al.* (2004a). Estudo transversal das condições da mucosa oral em uma comunidade indígena da Amazônia Central, Brasil. *Journal of oral pathology & medicine, 33*(1), 7-12.

Dos Santos *et al.* (2004b). Estudo transversal das condições da mucosa oral em uma comunidade indígena da Amazônia Central, Brasil. *Journal od oral pathology& medicne, 33*(1), 7-12.

Drage, L. A., & Rogers, R. S. (1999). *Avaliação clínica e resultados em 70 pacientes com queixas de sintomas de ardor ou dor na boca.* Trabalho apresentado nas Actas da Clínica Mayo.

Ebrahimi, H., Pourshahidi, S., & Tadbir, A. (2010). A relação entre a língua geográfica e o stress. *Jornal Médico do Crescente Vermelho Iraniano, 2010(3)*, 313-315.

Fuoad, S., & Prasad, P. (2014). Língua fissurada em paciente psoriático - um relato de caso. *Research and Reviews: Journal of Dental Sciences, 2*(1), 1-4.

Ghanaei *et al.* (2013). Prevalência de lesões da mucosa oral numa população iraniana adulta. *Jornal Médico do Crescente Vermelho Iraniano, 15*(7), 600-604.

Glick, G. a. (2003). *Medicina oral de Burket: diagnóstico e tratamento:* PMPH-USA.

Goswami, M., Verma, A., & Verma, M. (2012). Glossite migratória benigna com língua fissurada. *Jornal da Sociedade Indiana de Pedodontia e Odontologia Preventiva, 30*(2), 173.

Gray, H., & Standring, S. (2008). Gray's anatomy: the anatomical basis of clinical practice, 40th edn. Churchill-Livingstone: Elsevier.

Guggenheimer, J., Moore, P. A., Rossie, K., Myers, D., Mongelluzzo, M. B., Block, H. M., . . . Orchard, T. (2000). Diabetes mellitus dependente de insulina e patologias dos tecidos moles orais: I. Prevalência e características das lesões não-candidais.

Oral Surgery, Oral Medicine, Oral Pathology, Oral Radiology, and Endodontology, 89(5), 563-569.

Gurvits *et al.* (2014). Síndrome da língua negra peluda. *Revista mundial de gastroenterologia: WJG, 20*(31), 10845.

Halboub *et al.* (2009). Efeito da mastigação de khat e do tabagismo na mucosa oral: um estudo clínico. *ActaMedica (Hradec Kralove), 52*(4), 155-158.

Honarmand *et al.* (2013). Língua geográfica e factores de risco associados entre os pacientes dentários iranianos. *Revista iraniana de saúde pública, 42*(2), 215.

Hooda, A., Rathee, M., Gulia, J., & Yadav, S. (2011). Glossite migratória benigna: uma revisão. *The Internet Journal of Family Practice, 9*(2), 1528-8358.

Hsu *et al.* (2015). Lesões da língua em crianças e adolescentes. *Jornal de Taiwan de Cirurgia Oral e Maxilofacial, 26(4)*, 251-261.

Hubiche *et al.* (2013). Língua geográfica induzida por inibidores da angiogénese. *The oncologist, 18*(4), e16-e17.

Jainkittivong, A., & Langlais, R. P. (2005). Língua geográfica: características clínicas de 188 casos. *J Contemp Dent Pract, 6*(1), 123-135.

Kim *et al.* (2008). Inspeção da língua na medicina tradicional chinesa: um exame da fiabilidade inter e intrapraticante para características específicas da língua. *Jornal de Medicina Alternativa e Complementar, 14*(5), 527-536.

Kirschbaum. (2000). *Atlas de diagnóstico da língua chinesa* (Vol. 1): Eastland Press.

Kumari *et al.* (2013). Lesões da língua: Uma experiência de cinco anos.

Kupietzky, A., & Botzer, E. (2005). Anquiloglossia no bebé e na criança pequena: sugestões clínicas para o diagnóstico e gestão. Odontopediatria, *27*(1), 40-46.

Langlais, R. P. (2007). Lesões da língua: prevalência e associação com o género, a idade e os comportamentos relacionados com a saúde.

Langlais, R. P., & Miller, C. S. (2003). *Color atlas of common oral diseases:* Lippincott Williams & Wilkins.

Lee *et al.* (1999). Microbiota pré e pós-implantação da língua, dentes e implantes recém-colocados. *Jornal de Periodontologia Clínica, 26(12)*, 822-832.

Maciocia, G. (1987). *Diagnóstico da língua na medicina chinesa:* Eastland press.

Matsui *et al.* (2014). Efeitos da limpeza da língua na flora bacteriana no revestimento da língua e na placa dentária: um estudo cruzado. *BMC oral health, 14*(1), 1.

Miloglu *et al.* (2009). A prevalência e os factores de risco associados a lesões de glossite migratória benigna em 7619 pacientes turcos em ambulatório dentário. *Oral Surgery, Oral Medicine, Oral Pathology, Oral Radiology, and Endodontology, 107*(2), e29- e33.

Mojarrad, F., & Vaziri, P. B. (2008). Prevalência de anomalias da língua em Hamadan, Irão. *Jornal Iraniano de Saúde Pública, 37(2)*, 101-105.

Monteiro, L. S., do Amaral, J. B., Vizcaíno, J. R., Lopes, C. A., & Torres, F. O. (2014). Estudo clínico-patológico e de sobrevivência dos carcinomas espinocelulares orais de uma população do norte de Portugal. *Medicina oral, patologia oral y cirugía bucal, 19*(2), e120.

Motallebnejad *et al.* (2008). Um estudo epidemiológico das lesões da língua em 1901 pacientes iranianos em ambulatório dentário. *JContemp DentPract, 9(7)*, 73-80.

Nakaguchi, T., Takeda, K., Ishikawa, Y., Oji, T., Yamamoto, S., Tsumura, N., . . . Miyake, Y. (2015). Proposta de um novo método sem contacto para medir a humidade da língua para ajudar no diagnóstico da língua e no desenvolvimento do sistema de análise de imagem da língua, que pode registar separadamente os componentes de brilho da língua. *BioMed research international, 2015.*

Nanci, A. (2007). *Ten cate's oral histology-pageburst on vitalsource: development, structure, and function*: Elsevier Health Sciences.

Nandini *et al.* (2016). Língua Geográfica Pediátrica: Um relato de caso, revisão e actualizações recentes. *Jornal de investigação clínica e de diagnóstico: JCDR, 10(2)*, ZE05.

Picciani *et al.* (2015). Língua geográfica e língua fissurada em 348 pacientes com psoríase: Correlação com a gravidade da doença. *Revista Científica Mundial, 2015.*

Pillai, D. a. (1993). Prevalência de lesões da língua em 1013 pacientes jordanos em ambulatório dentário. *Medicina Dentária Comunitária e Epidemiologia Oral, 21(5)*, 323-324.

Prasad, F. a. (2014). Língua fissurada em paciente psoriático - um relato de caso. *Pesquisa e Revisões: Journal of Dental Sciences, 2(1)*, 1-4.

Raman *et al.* (2015). Prevalência de lesões na língua em utilizadores de tabaco e não fumadores de OPD, SRM Dental College, Chennai: Um estudo transversal. *Revista Internacional de Ciências da Saúde Avançadas, 1,* 1-5.

Reamy et al. (2010). Common tongue conditions in primary care (Condições comuns da língua nos cuidados primários). *Am Fam Physician, 81(5),* 627-634.

Redman, R. S. (1970). Prevalência de língua geográfica, língua fissurada, glossite romboide mediana e língua pilosa entre 3.611 crianças em idade escolar do Minnesota. *Oral Surgery, Oral Medicine, Oral Pathology, 30(3),* 390-395.

Rogers, & Bruce. (2004). A língua no diagnóstico clínico. *Journal of the European Academia de Dermatologia e Venereologia, 18(3),* 254-259.

Sanders, M. a. (2010). Neuroanatomia da língua humana: suprimento nervoso e placas terminais motoras. *Clinical Anatomy, 23(f),* 777-791.

Santosh *et al.* (2013). Prevalência de lesões na língua na população indiana.

Sasaki *et al.* (2016). Interface da língua baseada em sinais EMG de superfície dos músculos supra-hióideos. *ROBOMECH Journal, 3(1),* 1.

Schnorrenberger, S. a. (2005). *Atlas de Bolso de Diagnóstico da Língua:* Thieme, Estugarda, Nova

Iorque.

Scully, C., De Almeida, O. P., Bagan, J., Dios, P. D., & Taylor, A. M. (2013). *Oral medicine and pathology at a glance:* John Wiley & Sons.

Scully, C., & Welbury, R. (1994). *Atlas colorido de doenças orais em crianças e adolescentes:* Elsevier Health Sciences.

Shekhar. (2014). Língua geográfica em gémeos monozigóticos. *Jornal de investigação clínica e de diagnóstico: JCDR, 8*(4), ZD01-02.

Sigal, M. J., & Mock, D. (1992). Glossite migratória benigna sintomática: relato de dois casos e revisão da literatura. Odontopediatria, *14,* 392-392.

Singh, S., Nivash, S., & Mann, B. K. (2013). Estudo de caso-controlo combinado para examinar a associação de psoríase e glossite migratória na Índia. *Indian Journal of Dermatology, Venereology, andLeprology, 79(1),* 59.

Spanemberg *et al.* (2012). Etiologia e terapêutica da síndrome da boca ardente: uma atualização. *Gerodontologia, 29(2),* 84-89.

Standring, S., Ellis, H., Healy, J., Johnson, D., Williams, A., Collins, P., & Wigley, C.

(2005). A anatomia de Gray: a base anatómica da prática clínica. *American Journal of Neuroradiology, 26*(10), 2703.

Sudarshan *et al.* (2015). Novo sistema de classificação para língua fissurada: An Epidemiological Approach. *Jornal de medicina tropical, 2015.*

Sunil. (2013). Lesões comuns da língua superfacial. *Revista indiana de prática clínica, 23*(9), 534-542.

Treister, B. a. (2009). *Clinical oral medicine and pathology:* Springer Science & Business Media.

Ugar-Cankal *et al.* (2005). Prevalência de lesões na língua em crianças turcas em idade escolar. *Jornal médico saudita, 26*(12), 1962-1967.

Voros *et al.* (2003). Prevalência de lesões na língua em crianças húngaras. *Doenças orais, 9*(2), 84-87.

Waltimo, J. (1990). Língua geográfica durante um ano de ciclos de contraceptivos orais. *British dental journal, 171(3-4},* 94-96.

Wysocki, G. P., & Daley, T. D. (1987). Glossite migratória benigna em pacientes com diabetes juvenil. *Oral surgery, oral medicine, oral pathology, 63*(1), 68-70.

Yarom *et al.* (2004). Prevalência de língua fissurada, língua geográfica e glossite romboide mediana entre adultos israelitas de diferentes origens étnicas. *Dermatologia, 209*(2), 88-94.

Yoshida *et al.* (2003). Distribuição dos serotipos de Actinobacillus actinomycetemcomitans e Porphyromonas gingivalis em adultos japoneses. *Oral microbiology and immunology, 18*(3), 135-139.

Zargari. (2006). A prevalência e o significado da língua fissurada e da língua geográfica em doentes psoriáticos. *Dermatologia clínica e experimental, 31*(2), 192195.

Zhang *et al.* (2013). Análise da cor da língua para aplicação médica. *Medicina complementar e alternativa baseada em evidências, 2013*.

Anexos

Anexo 1

University of Science & Technology
Faculty of Medicine & Health Sciences
Research Ethics Committee

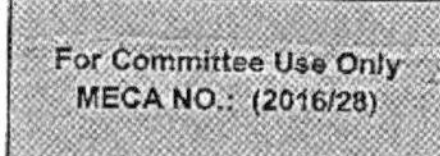

MEDICAL ETHICAL COMMITTEE APPROVAL

This is to declare that the ethical committee of the medical research has reviewed the proposal titled:

Prevalence of Tongue Lesions and Their Association with Risk Factors Among Yemeni Dental Patients

Presented by: Mohammed Ali Mohammed Al-Wesabi

Faculty: Dentistry, UST

And found that it has fulfilled the guarantees and safeguards for the medical research ethics and that the proposal is in compliance with the policy of the committee.

Chair, Ethical Committee
Prof. Husni A. AL-Goshae

Anexo 2

EXAMINATION SHEET

| University of Science and Technology
college of Dentistry
Oral Medicine | 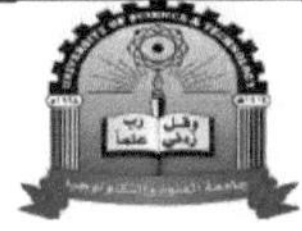 | جامعة العلوم والتكنولوجيا
كلية طب الأسنان
طب الفم |

Patient No. : ……………………… Date: / / 2016

Demographic Data :-

<u>Age</u> ………….
<u>Occupation</u>: ………………………………………….
<u>Sex</u>: M ☐ F ☐

History :-

Presenting Complaint:

Medical History:

Dental History:

Medications:

Pregnancy:

Habits:-

- ➢ Khat chewing: ☐ Yes ☐ No, Duration: ………………, Hours per day: …………,
  Frequency per week:……….
- ➢ Smoking: ☐Yes ☐ No, No. of Cigarettes per day: ……………
- ➢ Shammah/Snuff: ☐Yes ☐ No, site:………………
- ➢ Tongue thrusting:☐Yes ☐No.
- ➢ Others

Extra oral Examination:

Intra oral Examination:

Tongue Examination:-

☐ Coated tongue	☐ Fissured tongue
☐ Crenated tongue	☐ Lingual varicosities
☐ Ankyloglassia	☐ Geographic tongue
☐ Macroglossia	☐ Atrophic tongue
☐ Hairy tongue	☐ Aphthous ulcer
☐ Fibroma	☐ Median rhomboid glossitis
☐ Traumatic ulcer	☐ Others

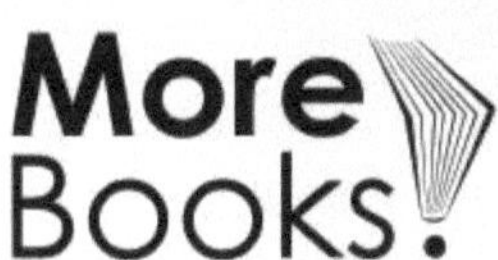

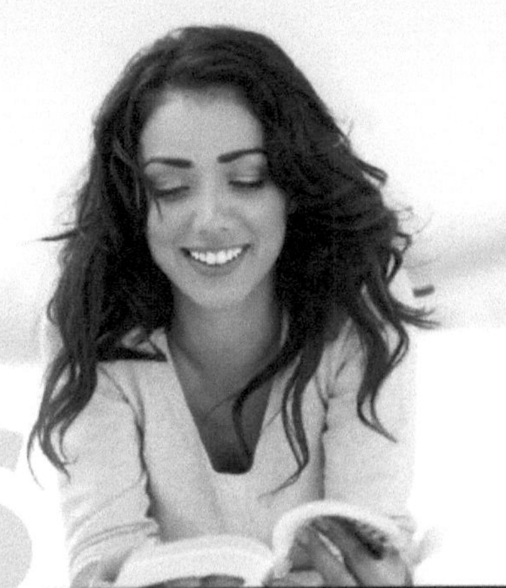

yes
I want morebooks!

Buy your books fast and straightforward online - at one of world's fastest growing online book stores! Environmentally sound due to Print-on-Demand technologies.

Buy your books online at
www.morebooks.shop

Compre os seus livros mais rápido e diretamente na internet, em uma das livrarias on-line com o maior crescimento no mundo! Produção que protege o meio ambiente através das tecnologias de impressão sob demanda.

Compre os seus livros on-line em
www.morebooks.shop

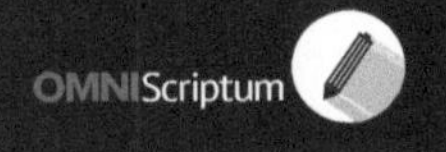

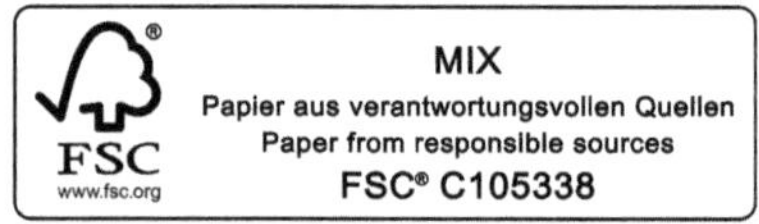

Printed by Books on Demand GmbH, Norderstedt / Germany